AF384963

CONTRIBUTION A L'ÉTUDE

DU TRAITEMENT

DE LA

CYSTOCÈLE VAGINALE

PAR

Le Dr Albert BERTUCAT

LYON

A REY, IMPRIMEUR-ÉDITEUR DE L'UNIVERSITÉ

4, RUE GENTIL, 4

1900

CONTRIBUTION A L'ÉTUDE

DU TRAITEMENT

DE LA

CYSTOCÈLE VAGINALE

CONTRIBUTION A L'ÉTUDE

DU TRAITEMENT

DE LA

CYSTOCÈLE VAGINALE

PAR

Le Dr Albert BERTUCAT

LYON

A. REY, IMPRIMEUR-ÉDITEUR DE L'UNIVERSITÉ

4, RUE GENTIL, 4

—

1900

Arrivé à la fin de mes études médicales, je tiens à exprimer ma reconnaissance aux maîtres dévoués que j'ai connus dans les hôpitaux et qui se sont intéressés à moi d'une façon toute particulière :

M. le professeur Laroyenne, mon président de thèse;

M. le professeur agrégé Condamin;

M. le professeur Teissier;

MM. Clément, Chabalier, médecins de l'hôpital Saint-Joseph;

MM. Gouilloud et Rafin, chirurgiens de l'hôpital Saint-Joseph;

M. le professeur agrégé Auguste Pollosson, chirurgien à la Charité;

M. Rabot, médecin des hôpitaux;

M. le professeur agrégé Pic, médecin des hôpitaux;

M. Aurand, chef de clinique ophtalmologique;

M. Rougier, du dispensaire de Lyon, qui a bien voulu me permettre d'assister à ses intéressantes cliniques des maladies du nez, des oreilles et du larynx;

M. Coignet, ancien chef de clinique des maladies cutanées et syphilitiques;

M. Hudellet, chirurgien en chef de l'Hôtel-Dieu de Bourg ;

M. Repelin, chef de clinique gynécologique ;

Je tiens également à remercier les D⟨rs⟩ V. Jamin de Lyon, Grandelément de Villeurbanne, P. Jeannin de Bourg, V. Gardette, Gondrand, interne des hôpitaux, dont l'amitié ne m'a jamais fait défaut.

INTRODUCTION

En 1890, Jaubert, de Bordeaux, fit une thèse qu'il intitula : étude comparative des divers modes de traitement de la cystocèle vaginale.

A ce moment MM. Tuffier, de Vlaccoz et Dumorel, M. le professeur Laroyenne, venaient à peine de publier quelques observations sur un nouveau procédé opératoire de la cystocèle : la cystopexie.

Nous n'avons pas la prétention d'ajouter à ce qui a été dit avant nous par le Dr Jaubert, nous avons même emprunté à l'auteur la description, très bien faite d'ailleurs, de la plupart des procédés antérieurs à la cystopexie.

En nous donnant ce sujet de thèse, M. le professeur agrégé Condamin nous a engagé à étudier particulièrement la cystopexie et à mettre en relief les importantes modifications que le professeur Laroyenne a fait subir à cette opération.

Nous suivrons dans cette étude l'ordre suivant :

CHAPITRE PREMIER. — *La cystocèle vaginale, ses symptômes, ses complications, son étiologie, sa pathogénie.*

CHAPITRE II. — *Traitement de la cystocèle vaginale en dehors de la cystopexie.*

CHAPITRE III. — *La cystopexie et la cysto-hystéropexie de M. le professeur Laroyenne.*

Nous ferons suivre ces chapitres de quelques observations recueillies à la clinique de M. le professeur Laroyenne, puis nous essaierons de dégager une conclusion d'une rapide critique des procédés opéraratoires que nous aurons décrits.

CONTRIBUTION A L'ÉTUDE

DU TRAITEMENT

DE LA

CYSTOCÈLE VAGINALE

CHAPITRE PREMIER

La cystocèle vaginale, ses symptômes, ses complications, son étiologie et sa pathogénie.

La cystocèle vaginale est constituée par la hernie vulvaire de cette partie de la vessie qui repose sur la paroi antérieure du vagin.

Elle passe souvent inaperçue, nombre de femmes en ont et ne s'en plaignent pas : c'est souvent par hasard, au cours d'un examen gynécologique complet, que le médecin constate son existence.

Lorsqu'elle devient pathologique, elle est caractérisée par de la dysurie et de la pollakiurie. Les malades éprouvent une sensation de pesanteur au périnée ; parfois, elles ont de l'incontinence d'urine.

Rien n'est plus simple que de reconnaître une cystocèle vaginale ; parfois, elle coïncide avec les autres prolapsus, et l'attention est alors portée de ce côté, ou bien encore elle existe seule. deux cas se présentent : la cystocèle est nettement constituée et alors elle apparaît à la vulve sous la forme d'une tumeur rougeâtre, réductible à la pression, que l'on reconnaît facilement pour être la vessie prolabée ; la cystocèle n'est pas apparente à l'extérieur, mais il suffit d'inviter la femme à pousser pour la voir apparaître. La cystocèle se réduit facilement et, en se réduisant, laisse échapper une quantité d'urine proportionnelle à la capacité du cul-de-sac vésical hernié, lorsqu'on a eu soin de faire uriner la malade avant le taxis et qu'on l'invite à pousser après celui-ci.

Sinon incompatible avec la vie, cette affection constitue une infirmité pénible, doublée d'un danger, souvent associée à des complications, reconnaissant toutes un trouble dans l'urination : incontinence d'urine, ulcérations douloureuses, stagnation et fermentation de l'urine dans la poche herniée, amenant de la cystite, favorisant la formation de calculs, et pouvant donner lieu à des lésions ascendantes du rein et du bassinet, c'est-à-dire à des pyélo-néphrites.

Bien des causes peuvent lui donner naissance : le relâchement de la paroi antérieure du vagin, l'insuffisance de la vulve, la déchirure et l'atonie du périnée succédant à des grossesses répétées et à des accouchements longs, laborieux, et ayant exigé l'emploi du forceps ou de la version, la métrite parenchymateuse cervicale ; ce sont ces causes qui expliquent sa rareté chez les vierges, et sa fréquence dans les classes pauvres et laborieuses de la société, dans lesquelles la femme garde peu de temps le lit après sa délivrance, et reprend ses travaux pénibles avant que l'involution utérine ait été complète et que les parois vaginales aient repris leur tonicité normale. On a aussi incriminé la lâcheté et l'atrophie du tissu cellulaire pelvien, la mollesse et l'allongement des ligaments utérins, l'hypertrophie de l'utérus. On a mis également la cystocèle sur le compte de maladies générales : nutrition générale défectueuse, dystrophie musculaire plus ou moins généralisée, infériorité physiologique des tissus chez certaines femmes (Tuffier).

Ces causes se retrouvent aussi dans la pathogénie du prolapsus utérin et de la rectocèle, et c'est précisément cette communauté d'origine qui crée des relations si intimes entre ses affections.

Beaucoup d'auteurs considèrent la cystocèle comme la compagne inséparable du prolapsus utérin et se refusent à lui reconnaître une existence propre : mais il est bien prouvé actuellement que la cystocèle peut exister seule, sans lésion utérine concomitante.

Si nous cherchons à nous expliquer la pathogénie des prolapsus vaginaux, il nous sera facile de comprendre pourquoi ces affections se compliquent si souvent entre elles et comment il arrive que la cystocèle existe à l'état isolé.

Dans les *Archives de médecine* [1] (1899), Chaput et Duplay ont consacré à cette question un important mémoire dont nous citerons les principaux passages :

Le vagin est maintenu dans la situation qu'il occupe par l'utérus, par tous les moyens de fixité de cet organe. ligaments larges, ligaments ronds et ligaments utéro-sacrés, et par le releveur de l'anus qui lui sert de ligament

[1] Chaput et Duplay : mémoire sur le mécanisme des prolapsus vaginaux (*Arch. de médecine. 1899*).

actif. En outre, son extrémité inférieure et ses parties latérales sont rattachées au plancher pelvien et aux aponévroses du périnée par les vaisseaux, les nerfs et des faisceaux de tissu conjonctif plus ou moins résistant.

Sa direction n'est pas verticale, mais au contraire décrit une courbe à concavité antérieure, disposition qui s'oppose merveilleusement à ce qu'il soit précipité à travers la vulve par la pression abdominale. Ses deux parois sont normalement accolées l'une à l'autre, de telle sorte que, sur une coupe horizontale, il présente l'aspect d'un H majuscule.

Cette forme et l'accolement de ses parois constituent un mode d'occlusion tout à fait semblable à celui de la valvule iléo-cæcale, qui obture d'autant mieux le cæcum qu'elle a une plus grande pression à supporter.

Tous ces moyens de fixité seraient insuffisants sans le plancher pelvien qui, lorsqu'il est détruit, n'oppose plus aucun obstacle à la tendance qu'ont à s'échapper les organes contenus dans le petit bassin. A l'état normal, la vulve est défendue par son étroitesse, son sphincter et son orientation, car elle ne regarde pas directement en bas, mais obliquement en haut. Cette orientation constitue une excellente condition pour l'occlusion du canal vaginal, parce que le périnée se trouve être le point le plus déclive de ce conduit.

Le périnée contribue à restreindre la longueur de la vulve et fait décrire au vagin une courbure à concavité antérieure, et est en quelque sorte, comme une clef de voûte placée entre la vulve et l'anus. Sa constitution musculaire, très importante, peut être comparée à un carrefour reliant et rendant solidaires les uns des autres les sphincters de la vulve de l'anus et les muscles transverses, au-dessus desquels se trouve le releveur de l'anus qui leur fournit un point d'appui solide et les retient par la résistance qu'il oppose à leur traction.

La vessie est soutenue par les uretères et par ses pédicules vasculaires et fibreux qui la rattachent aux parois du bassin, mais ces moyens de fixité sont de peu d'importance, car si la vessie n'est pas supportée par un plancher résistant, elle s'abaisse fatalement. La paroi antérieure et supérieure du vagin est le point d'appui sur lequel la vessie repose dans une grande étendue et auquel elle est unie par du tissu cellulaire assez dense. Si cette paroi prolabe, elle entraîne donc forcément le réservoir urinaire.

Lorsque les fibres ligamenteuses et musculaires, en particulier les ligaments utéro-sacrés, qui maintiennent l'utérus dans la position qu'il occupe dans l'excavation pelvienne, sont malades et se laissent vaincre par l'action combinée de la pesanteur et de la pression abdominale, cet organe descend dans le conduit vaginal; mais il rencontre bientôt le plancher périnéal qui l'arrête dans sa marche, à la condition toutefois qu'il ait conservé une intégrité parfaite.

Si, au contraire, la vulve est fortement distendue, si le périnée est déchiré ou si le plan musculaire qui le compose a seulement perdu sa tonicité, est en quelque sorte frappé de parésie, le vagin a perdu ses moyens de soutien les plus efficaces. De concave et d'oblique vertical qu'il est à l'état normal, ce conduit est devenu rectiligne, de conique à base supérieure.

conique à base inférieure. L'utérus ne rencontrant plus d'obstacle sur sa route, continue à progresser et apparaît bientôt à l'intérieur accompagné de la vessie qui, elle aussi, ne trouve plus dans l'anneau vulvaire une barrière d'autant plus efficace qu'elle est plus étroite et douée d'une tonicité plus grande.

Les altérations de l'appareil ligamenteux suspenseur de l'utérus jouent donc un rôle important dans le mécanisme du déplacement des viscères vaginaux, mais l'insuffisance vulvaire et périnéale nous semble avoir une importance encore plus considérable.

En effet, la déchirure du périnée et la dilatation vulvaire — que ces lésions consistent, soit dans une déchirure nette, soit dans une déchirure sous-cutanée du sphincter, soit dans une simple insuffisance avec atonie des éléments musculaires — favorisent non seulement le déplacement des viscères vaginaux, mais en sont encore la cause souvent directe. Du moment que les parois du vagin ne sont plus normalement accolées et que l'orifice vulvaire est béant, la paroi antérieure sur laquelle repose la vessie n'a plus aucun soutien, s'abaisse à chaque effort et vient faire hernie au dehors. Peu à peu, il se forme un cul-de-sac et le prolapsus est constitué.

C'est ce rôle prépondérant de la largeur inusitée de la vulve que MM. Chaput et Duplay ont cherché à mettre en lumière par les mensurations qu'ils ont prises à l'amphithéâtre et dans leurs services cliniques : toutes les fois que l'ouverture de la vulve dépasse 3 cm. 5o, le périnée, intact ou non, il y a fatalement production de cystocèle. Cette dernière peut même se produire avec une vulve de 3 centimètres, mais à la condition que les tissus aient complètement perdu leur tonicité.

Dans ces conditions, l'utérus ne prolabe pas, tant que ses ligaments conservent leur vitalité et sont suffisants pour lutter contre la pression abdominale, qui n'est plus contre-balancée; cependant, à la longue, l'utérus doit descendre, parce que ses moyens de fixité auront cédé à la traction incessante dont ils sont l'objet.

En résumé, la cystocèle vaginale suit ou précède le déplacement de l'utérus. Quand elle existe seule, c'est que le plancher périnéal a perdu son intégrité et que l'appareil ligamenteux utérin a conservé sa résistance. Alors même, elle doit être considérée comme le premier degré du prolapsus de l'utérus, qui doit fatalement avoir lieu dans un temps plus ou moins rapproché.

Ce sont ces considérations qui doivent guider dans le choix du traitement.

CHAPITRE II

Traitement de la cystocèle vaginale en dehors de la cystopexie.

Traitement médical.

Il a été longtemps seul en faveur, certains auteurs le conseillent encore avant que de tenter une opération sanglante.

Certaines précautions sont indispensables avant son exécution.

Il faut réduire la tumeur, replacer la vessie dans la situation normale qu'elle doit occuper dans l'excavation pelvienne et la maintenir réduite par des moyens contentifs et temporaires.

On procède alors de la façon suivante : cathétérisme fréquent, sonde à demeure, lavage de vessie, faire mettre les malades dans le décubitus horizontal, injections vaginales froides ou injections de substances styptiques (alun) ou caustiques (perchlorure de fer), astringentes (tannin, écorce de chêne, feuilles de noyer).

On a conseillé aussi le traitement général (fer, régime reconstituant), qui autrefois avait une importance capitale.

Quand la tumeur a de la tendance à se reproduire il faut la maintenir en place. On y arrive ou on essaye d'y arriver à l'aide de divers moyens contentifs.

De ce nombre sont les pessaires dont les variétés sont considérables : pessaires en bondon de Velpeau, pessaires élytroïdes de J. Cloquet, pessaires à air de Gariel, hystérophores de Roser, de Becquerel, pessaires à ailettes, en gimblettes, pessaire de Hodge, pessaires en berceau.

N'oublions pas les tampons glycérinés ; la columnisation du vagin préconisée par le Dr Quincieu[1] pour d'autres affections utérines ou juxta-utérines, pourrait trouver ici une indication.

Traitement chirurgical.

Nombreux sont les procédés opératoires. Pour en faciliter l'étude nous les étudierons suivant qu'ils portent :

1° Sur la vulve ;

2° Sur le périnée ;

3° Sur la vulve, le périnée et la paroi postérieure du vagin :

4° Sur la paroi antérieure du vagin ;

5° Sur la paroi vaginale antérieure et le canal inguinal ;

6° Sur la paroi antérieure du vagin, l'utérus et la vessie.

7° Les opérations sur la paroi abdominale et le som-

[1] Quincieu, *Contribution à l'étude de la columnisation du vagin* (thèse de Lyon, 1895).

met de la vessie constitueront notre troisième chapitre.

I. Opérations sur la vulve ou épisiorrhaphie.

Ces opérations ont pour but de maintenir à l'intérieur du vagin la tumeur formée par la vessie procidente, en lui opposant un obstacle créé, soit par le simple rétrécissement de l'orifice vulvaire, soit par la réunion dans une certaine étendue des grandes lèvres.

De ce nombre sont les procédés de Diffenbach et de Fricke ; nous ne les décrirons pas, car le procédé opératoire en apparaît évident d'après la définition que nous avons donnée de l'épisiorrhaphie, nous réservant seulement plus tard d'en faire la critique.

II. Opérations sur le périnée.

La périnéorrhaphie ne saurait nous arrêter longtemps. Le manuel opératoire se trouve décrit, avec plus de précision et plus de détails que nous ne pourrions le faire, dans tous les traités de gynécologie.

III. Opérations sur la vulve, le périnée et la paroi postérieure du vagin.

1° **L'épisiopérinéorrhaphie.** — L'épisiopérinéorrhaphie consiste à intéresser la vulve et le périnée et à suturer entre elles ces parties, dans le but de rétrécir l'orifice vulvaire et de former une cloison solide reposant sur un point d'appui résistant.

Ce sont, comme on le voit, des procédés ayant ceci d'analogue avec l'épisiorrhaphie, c'est que l'avivement intéresse la vulve avec, en plus, le prolongement de l'incision du côté de la fourchette, suivi de la suture de ces différentes parties.

Nous nommerons seulement les procédés de Backer-Brown, de Kuchler, de Théophile Anger.

2° La colpopérinéorrhaphie. — Ce procédé est employé quand il y a une déchirure du périnée ou quand la vulve est trop large et que les parties molles situées entre l'anus et la fourchette sont trop flasques et ne forment plus au sphincter vaginal un point d'appui résistant.

Procédé de Dolbeau. — Dolbeau décolle et dissèque la muqueuse vaginale sur une étendue de 3 centimètres, après avoir fait une incision descendant de la base des petites lèvres pour remonter jusqu'à l'autre, en passant en avant de la fourchette. Puis, il réunit les bords du périnée par trois points de suture enchevillés, après quoi le lambeau de la muqueuse vaginale est appliqué sur le bord antérieur du nouveau périnée et les surfaces saignantes sont maintenues au contact à l'aide de huit serre-fines.

Procédé de Simon. — Il trace sur la partie postérieure du vagin et de la vulve une surface en forme de trapèze, dont la base courbe répond à la fourchette et mesure de 5 à 6 centimètres et dont la hauteur varie suivant le degré du prolapsus. Il emploie, pour tendre et

mettre à découvert le champ opératoire. un des spécu-
lums à deux ou trois fenêtres de son invention, puis il
enlève par dissection la portion de muqueuse comprise
dans l'aire du trapèze, et réunit ensuite les bords vaginaux correspondants par une suture entrecoupée faite
avec des fils de soie, et les bords périnéaux par des fils
d'argent.

Procédé de Hégar. — Avec une pince à griffe, il
saisit un point de muqueuse vaginale postérieure qu'il
soulève en tirant la pince en avant et en haut, de façon
que la paroi postérieure apparaisse directement dans
l'orifice vulvaire dont les lèvres sont maintenues écar-
tées par d'autres pinces placées à différentes hauteurs.
Si la hernie est peu volumineuse, la base de ce triangle
ne doit pas dépasser 6 centimètres et sa hauteur 7 centimètres. Si, au contraire, elle a atteint un plus grand
développement, on peut donner au triangle 7 centimètres de longeur à la base sur 9 centimètres de hauteur.
Puis il dissèque la muqueuse en commençant par le
sommet, et affronte les surfaces mises à nu par deux
étages de sutures, les unes profondes, les autres super-
ficielles.

Procédé de Martin. — Il diminue l'étendue de la
plaie et respecte la colonne vaginale postérieure. Avec
deux pinces, il saisit la muqueuse au-dessous du cul
de-sac du vagin et la tend fortement, de façon à former
un repli saillant sur la colonne vaginale. Alors, de chaque côté de cette colonne, il enlève un lambeau de la
largeur des deux doigts et en réunit les lèvres corres-

pondantes par suture. Au niveau de la fourchette, ces deux avivements longitudinaux sont reliés entre eux par un avivement transversal qui remonte de chaque côté, jusque sur le milieu des grandes lèvres ; ces nouvelles plaies sont réunies entre elles et, par leur affrontement, contribuent à rétrécir la vulve dans une étendue variable.

Il nous resterait encore à décrire les procédés de Bischoff et de Gaillard Thomas ; comme ces procédés ne diffèrent des précédents que par des modifications dans la taille des lambeaux, nous les laisserons de côté. On en trouvera d'ailleurs la description dans la thèse de Jaubert.

IV. Opérations pratiquées sur la paroi antérieure du vagin

La paroi antérieure du vagin, et la vessie qui repose sur elle dans une étendue considérable, sont unies entre elles par du tissu cellulaire assez résistant, aussi est-il difficile que l'une se déplace sans entraîner l'autre. En agissant sur cette cloison vésico-vaginale, en provoquant son épaississement et son adhérence avec les tissus voisins, on fournit au réservoir urinaire un plancher résistant qui pourra supporter les pressions continues dont il est l'objet. Guidés par cette idée, les chirurgiens ont imaginé une foule de procédés opératoires, tantôt ils se sont adressés aux caustiques pour déterminer une perte de substance et rétrécir le conduit, tantôt ils ont mortifié les tissus à l'aide de pinces, de ligatures ou de l'écraseur linéaire, tantôt enfin ils se sont servis du bistouri.

1° *Caustiques.* — Les agents caustiques employés varient avec les auteurs : nitrate acide de Hg, fer rouge, acide sulfurique, nitrate d'argent.

Procédé de Desgranges de Lyon : ce chirurgien emploie la striction mécanique et la cautérisation. Il se sert de pinces de 12 centimètres dont les branches sont creusées d'une cuvette profonde pour loger une lamelle de pâte de chlorure de zinc. Avec une pince ordinaire il saisit une portion de muqueuse vaginale, puis avec sa pince élytrocaustique, il embrasse autant que faire se peut, le pli qu'il a formé. Au bout de quarante-huit heures, la pince tombe et on voit à la place qu'elle occupait une cicatrice solide et résistante: 5 ou 6 applications seraient suffisantes.

2° *Striction mécanique et écrasement.* — Ici il s'agit de faire saillir par traction une portion de la muqueuse à retrancher, et à l'étreindre ensuite soit par un fil (procédé de Bellini), soit avec des pinces (procédé de Desgranges), soit avec un serre-nœud ou un écraseur (procédé de Huguier); ce dernier introduit le doigt dans la vessie pour s'assurer qu'elle n'était pas comprise dans la ligature.

3° *Excision.* — On enlève par excision un ou plusieurs lambeaux pris sur la muqueuse de la paroi antérieure du vagin. Les procédés, très nombreux, ne diffèrent, comme dans la colporrhaphie postérieure, que par la forme du lambeau et la suture des bords de celui-ci. Ils sont tous décrits dans la thèse de Jaubert, nous ne ferons que les nommer. Ce sont ceux de

Romain Gérardin, Marshall Hall et Henning, Velpeau, Jobert de Lamballe, Sims, Emmet, Hégar et Kaltembach, Routier, Lannelongue de Bordeaux et enfin celui de Mundé.

V. Opération ayant pour but de rattacher la paroi vaginale antérieure au canal inguinal

Procédé de Henry T. Byford de Chicago. — Dans la crainte d'intéresser la vessie, ce chirurgien préfère aller, à travers le canal inguinal, à la recherche de la paroi vaginale antérieure dans laquelle il passe un fil qu'il fixe ensuite à l'orifice externe du canal.

De même, dit le gynécologiste américain, qu'il est utile de traiter les prolapsus utérins par l'opération d'Alexander combinée à des opérations plastiques sur la paroi postérieure du vagin et sur le périnée, de même la suspension inguinale de la vessie est indiquée dans les cas de cystocèle, comme opération complémentaire.

Partant de ce principe, Byford a imaginé son procédé de colpocystorrhaphie dont voici la description :

Il fait une incision au niveau du canal inguinal et va chercher à travers le tissu rétro-pubien la partie correspondante de la paroi vaginale antérieure qu'il traverse par deux points de suture faite au fil de soie et l'attire ensuite dans les lèvres de l'incision où il la fixe. Il opère ainsi des deux côtés et pratique dans la même séance la colpopérinéorrhaphie par le procédé de Martin.

Byford a pratiqué deux fois la colpocystorrhaphie :

la première fois il ne réussit pas, soit parce qu'il
n'avait pas suffisamment assuré la suture vagino-ingui-
nale, soit parce que le plancher pelvien était en mau-
vais état ; la deuxième fois il obtint un succès complet
quoique n'ayant suspendu la vessie que d'un seul
côté.

VI. Opérations sur la paroi antérieure du vagin l'utérus et la vessie

Procédé de Mackenrodt : vésico-fixation [1]. — Dans
une communication intitulée : « De l'inopportunité de
la vagino-fixation et de la nécessité de lui substituer la
vésico-fixation », l'auteur résume ainsi le manuel opératoire : ouverture du vagin à l'aide d'une incision
longitudinale ou transversale, résection du péritoine
vésical et suture de ce péritoine au fond de l'utérus,
suture étagée de la partie de la paroi vésicale détachée
du col au corps de l'utérus jusqu'à l'orifice interne.
Occlusion du vagin comme après la colporrhaphie.

Les avantages de ce procédé sont :

1° Situation normale de l'utérus dès le début ;

2° Oblitération certaine de l'excavation ;

3° Moindre déplacement de la vessie, transportée
sans dommage du col sur le corps ;

4° Absence complète de troubles ultérieurs du côté
de la vessie ou de l'utérus.

[1] Société d'obstétrique et de gynécologie de Berlin. Séance
du 25 octobre 1895 (*Centralb. für Gyn,* n° 49).

Procédé de Villa[1]. — A l'incision vaginale suivant le procédé de Mackenrodt on ajoute une petite incision transversale antérieure. on décolle la vessie de l'utérus ainsi que du péritoine, on la repousse bien en haut et on la suture à la paroi antérieure de l'utérus. **On pratique une résection semi-ovale des lambeaux vaginaux en enlevant l'excès d'étoffe et on fait la suture. La vessie se trouve ainsi fixée dans une position normale, et la paroi antérieure du vagin devient plus longue.**

Procédé de Aubeau[2] — Ce procédé comprend en réalité deux opérations :

1° Une colpectomie, ayant pour but de réséquer, dans une étendue variable suivant les cas, la partie la plus élevée de la muqueuse qui tapisse la paroi antérieure du vagin ; cette résection permettra de diminuer la hauteur totale de la cloison vésico-vaginale, aux dépens de sa portion supérieure, d'une étendue égale à celle que fait à la vulve sa portion inférieure prolabée ;

2° La colpo-hystérorrhaphie proprement dite, après effondrement du cul-de-sac vagino-péritonéal antérieur.

PREMIER TEMPS. — Il taille sur la paroi antérieure du vagin. dans sa partie la plus élevée. à partir des insertions de cette muqueuse sur le col utérin, un lambeau de muqueuse quadrilatère dont la largeur est égale à celle de la cloison recto-vaginale et dont la hauteur est

---

[1] Villa, Traitement opératoire de la cystocèle vaginale *(Tribuna medica)*.

[2] Aubeau, *Revue méd.*, 14 av. 1897.

égale à celle de la portion de cette cloison herniée à la vulve. Il réséque ce lambeau et obtient ainsi une surface cruentée destinée à s'accoler tout à l'heure à la paroi antérieure de l'utérus.

DEUXIÈME TEMPS. — Effondrement par dissection et par décollement du cul-de-sac vagino-péritonéal antérieur, de façon à isoler la vessie de l'utérus. Du même coup on obtient du côté de la paroi antérieure de l'utérus, une surface d'avivement qui s'affrontera tout à l'heure à la surface cruentée résultant de l'ablation de notre lambeau vaginal.

TROISIÈME TEMPS. — La vessie, et, par conséquent, la paroi antérieure du vagin, étant libérées de leur connexion avec l'utérus, il élève la cloison vésico-vaginale en la faisant glisser au-devant de la face antérieure de cet organe. A ce moment la vessie se trouve refoulée vers l'abdomen, et la surface avivée du vagin se trouve accolée à la face antérieure de l'utérus ; le bord inférieur de la surface d'avivement vaginal répond à l'insertion habituelle du vagin sur le col. Si les dimensions du lambeau ont été bien calculées, la cystocèle doit alors se trouver complètement réduite.

Il ne reste plus qu'à fixer le vagin au col de l'utérus en affrontant exactement les bords des surfaces cruentées.

Pour cela il se sert du chasse-fil de Mathieu, à l'aide duquel il passe quelques fils d'argent, qu'il tord ensuite avec le serre-nœud. Cette suture répond au fond du nouveau cul-de-sac antérieur du vagin.

Ces fils seront enlevés vers le dixième jour. Le pansement est fait à l'aide de mèches de gaze iodoformée qui assurent l'antisepsie et refoulent en même temps l'utérus et la vessie vers la cavité abdominale. Sonde à demeure dans la vessie pendant les dix premiers jours, en prenant, bien entendu, toutes les précautions nécessaires à l'asepsie. Glace en permanence sur le ventre pendant les six premiers jours. La malade peut se lever au bout de vingt jours. Ce temps est suffisant pour que des adhérences soient établies entre les surfaces avivées. Pas de complication du côté du péritoine et des autres organes.

Procédé de Gersung [1] — Incision de la paroi vaginale antérieure depuis la lèvre antérieure du col jusqu'au méat urinaire sur la ligne médiane. Détachement d'avec la vessie des deux lambeaux ainsi formés. Puis, à l'aide de sutures vésicales, on fait comme un repli de la paroi vésicale, repli saillant vers l'intérieur de la vessie ; ce repli est rendu de plus en plus saillant par une seconde, une troisième, au besoin une quatrième série de sutures. Ceci fait, on a une surface plane formée par la vessie et, si on introduit une sonde dans la vessie, on sent la saillie en faisant aller la sonde de droite à gauche. Il ne reste plus qu'à fermer la plaie vaginale, après avoir enlevé une partie de tissu de façon à transformer l'incision linéaire en une surface ovalaire semblable, mais plus petite, à celle de la colporrhaphie antérieure.

[1] Gersung., *Centralb. für Gyn.*, n° 7, 20 février 1897.

Les sutures au niveau de la vessie sont faites à l'aide de catgut et à fil continu ; seule la dernière rangée de sutures se compose de points séparés, mais faits de la façon suivante : l'aiguille est introduite sur l'un des côtés de la ligne de suture et parallèlement à elle, de telle façon que le point d'entrée et le point de sortie se trouvent à égale distance de la ligne, puis est conduite du côté opposé dans la même direction mais en sens inverse ; puis on fait un nœud.

Le vagin est fermé à l'aide de suture continue. Préalablement on détache la vessie du col utérin et l'aiguille passe à la fois par la paroi vaginale et la paroi antérieure du col.

Procédé de Delbet. — Colpocystopexie [1].*— L'auteur se défend d'être partisan de l'hystérectomie dans le traitement du prolapsus, mais il reconnait qu'il y a des cas (utérus très hypertrophié, présence de fibromes, lésions concomitantes des annexes) où l'ablation de l'utérus est nettement indiquée. C'est à ces cas que s'applique son opération « la colpocystopexie », qui a pour but de compléter l'hystérectomie et d'empêcher les récidives en fournissant un plan résistant à la pression abdominale.

Les points importants de l'opération sont les suivants: incision longitudinale et médiane du vagin partant un peu en arrière du méat, et se terminant à la jonction du col avec le vagin.

Deuxième incision perpendiculaire à la première,

---

[1] Delbet : *Gazette des hôpitaux* du 19 janvier 1897.

contournant le col d'un cul-de-sac à l'autre, sur la face antérieure.

Dissection de chaque côté de l'incision première, de deux lambeaux triangulaires aux dépens de la cloison vésico-vaginale, et comprenant toute l'épaisseur du vagin. Il faut pousser la dissection loin sur les côtés : dans la portion voisine du col, chaque lambeau doit avoir au moins 3 centimètres.

A partir de ce moment, on termine l'hystérectomie, comme de coutume, en plaçant des ligatures sur les artères mais en prenant soin de ne pas comprendre les ligaments ronds. Ceux-ci sont sectionnés et attirés dans le vagin, où on les suture ensemble et avec la paroi vaginale qu'on referme en rapprochant l'une de l'autre les deux surfaces disséquées.

Par ce procédé, les ligaments ronds forment une sangle qui passe sous la vessie et l'uretère, et la paroi vaginale antérieure est fortement fixée par la création d'une épaisse colonne.

On a ainsi une colporrhaphie d'autant plus solide qu'on n'a pas enlevé de tissu et qu'on a, au contraire, renforcé la paroi vaginale.

CHAPITRE III

Opérations ayant pour but de rattacher la vessie à la paroi antérieure de l'abdomen ou Cystopexie. La cysto hystéropexie de M. le professeur Laroyenne.

La pratique de l'hystéropexie a suggéré à quelques chirurgiens l'idée de combattre le prolapsus vésical de la même façon que le prolapsus utérin, en fixant la vessie à la paroi abdominale antérieure. Cette méthode a été signalée pour la première fois en 1890. MM. de Vlaccoz, Dumoret, Tuffier en présentèrent quelques cas à la Société de chirurgie, M. le professeur Laroyenne est venu depuis apporter à ces procédés une série d'heureuses modifications.

Les procédés opératoires, variables suivant les chirurgiens, peuvent être rangés dans deux groupes différents, suivant que l'on emploie la voie extra-péritonéale ou la voie intra-péritonéale.

Procédés de M. Tuffier. — M. Tuffier, qui le premier pratiqua systématiquement la cystopexie (15 mars 1889), incise la paroi abdominale et se porte sur la vessie comme s'il voulait pratiquer la cystotomie. Il décolle le péritoine et libère la face antérieure de la vessie qu'il fixe ensuite à la paroi abdominale antérieure. Il détermine ainsi la formation de tissu cicatriciel et d'adhérences vasculaires qui maintiennent la vessie dans sa nouvelle position.

MM. de Vlaccoz, Dumoret, Laroyenne préfèrent la méthode intra-péritonéale.

Procédé de M. de Vlaccoz. — Ce chirurgien aborde la vessie par une incision abdominale de 6 centimètres, entre les lèvres de laquelle vient bomber la vessie distendue. Il la fixe ensuite aux lèvres de la paroi abdominale (la peau exceptée) par des fils dont les deux extrémités traversent cette paroi, tandis que leur partie moyenne est située dans l'épaisseur de la tunique musculeuse de la vessie.

Procédé de M. Dumoret. — Le procédé de M. Dumoret diffère du précédent en ce que les fils de suture sont passés seulement au-dessous du péritoine vésical au lieu de s'engager dans la tunique sous-jacente.

Premier procédé de M. le professeur Laroyenne[1]. Nous parlerons d'abord du procédé que M. le professeur Laroyenne a décrit tout au long dans la *Semaine gynécologique* du 10 avril 1898.

[1] Laroyenne : traitement opératoire de la cystocèle. Cystopexie guidée par le doigt introduit dans la vessie (*Semaine Gyn.*, 10 avril 1898).

J'établis immédiatement, dit-il, deux classes de cystocèles :

1° Les cystocèles simples ;

2° Les cystocèles compliquées de prolapsus utérin ou plus exactement de *prolapsus génital* comme on dit aujourd'hui ; car le traitement serait un peu différent dans les deux cas.

Les pessaires, la colporrhaphie antérieure donnent parfois des résultats ; j'y ai recours assez souvent sans en être entièrement satisfait. J'emploie de préférence, dans les cas de prolapsus utérin avec cystocèle, l'hystéropexie qui m'a permis de guérir, outre la chute de l'utérus, la cystocèle elle-même.

Mais dans quelques cas, on a beau remonter l'utérus à une certaine hauteur contre la paroi abdominale, on voit persister la saillie vésicale, sinon immédiatement du moins au bout d'un certain temps, quand les malades ont repris des travaux un peu pénibles. Aussi je considère que l'hystéropexie abdominale antérieure, excellente pour combattre un prolapsus utérin est parfois insuffisante pour remédier au prolapsus concomitant de la vessie. C'est ce qui m'a conduit à étudier la cystopexie et à en modifier le manuel opératoire.

De même que, dans mon procédé d'hystéropexie, je soulève l'utérus par le gros hystéromètre, de même, je remonte le fond de la vessie avec le doigt introduit dans celle-ci ; ce qui me permet de me rendre un compte exact des rapports de la paroi vésicale avec les fils que je vais passer.

Pour ce faire, comme dans l'hystéropexie, j'emploie des aiguilles broches.

Par l'introduction du doigt dans la vessie, dont le canal a été préalablement dilaté avec les bougies de Hégar, je suis assuré, en dirigeant ma pulpe digitale en avant, de passer des fils à travers la paroi antéro-supérieure vésicale sans aucun risque de pénétrer dans la cavité. L'aiguille broche, en effet, sera, après avoir traversé l'aponévrose et le péritoine dans une étendue de 2 ou 3 centimètres, dirigée interstitiellement dans l'épaisseur des parois vésicales, bien guidée par mon doigt, qui m'avertit quand je m'approche de la surface muqueuse.

Ensuite on passe un fil de catgut dans le chas des broches et l'on procède comme dans l'hystéropexie.

Je considère comme d'une importance capitale cette introduction du doigt dans la vessie; lui seul peut rendre cette opération absolument exempte du danger de perforer la vessie, lui seul permet de se rendre un compte exact du passage des fils cystofixateurs. Les aiguilles broches de leur côté ont l'avantage de se laisser manier plus facilement qu'une aiguille, surtout quand il s'agit de les insinuer interstitiellement dans une paroi aussi mince que celle de la vessie.

Voici donc les différents temps de la cystopexie telle que je la comprends.

Elle est absolument analogue à l'hystéropexie.

Premier temps : Désinfection du champ opératoire, dilatation de l'urètre, lavage de la vessie.

Deuxième temps : La malade est placée sur le lit de Trendelembourg.

Troisième temps : Laparotomie, introduction du doigt dans la vessie qui est soulevée jusqu'au dessus du pubis.

Quatrième temps : Passage des aiguilles broches guidées par le doigt intra-vésical.

Cinquième temps : On retire successivement chacune des broches et on lie les fils vésico-fixateurs. Suture superficielle au catgut.

Telle est la cystopexie : souvent ce n'est qu'un temps ajouté à l'hystéropexie. Dans ce cas, lorsque les broches ont été retirées et les fils noués, on a au-dessous de la fixation utérine assez de place pour fixer, à son tour, la vessie, comme nous l'avons dit plus haut.

Le doigt introduit dans la vessie a encore l'avantage de fixer l'opérateur sur certains rapports anormaux de la vessie avec l'utérus. J'ai signalé, et mon assistant, M. le Dr Condamin a publié un mot à ce sujet, une modification dans le rapport de la vessie qui remontait sur le corps utérin tandis que celui-ci descendait, entraîné par le prolapsus.

La cystopexie ainsi comprise est une opération qui ne présente aucun danger. Bien entendu, elle doit être associée à la périnéorrhaphie, à l'hystéropexie quand le prolapsus est utéro-vésical et que la sangle périnéale n'existe plus, mais dans certains cas elle pourra être employée seule, quand, seule aussi, existera la cystocèle.

C'était le cas chez une religieuse dont le périnée était intact et dont la vulve avait été dilatée par la saillie d'une cystocèle.

Chez cette malade, les besoins d'uriner étaient fréquents, un peu douloureux, par moment il existait de l'incontinence.

Les pessaires ne pouvaient rien dans un tel cas. Je

pratiquai la cystopexie par le procédé que je viens de décrire. Aussitôt après l'opération, diminution notable du nombre des mictions, plus de douleurs. La cysto-cèle n'a pas reparu malgré les efforts divers que l'on a recommandé à la malade de faire comme traitement d'épreuve. La malade est très satisfaite du résultat obtenu.

Très satisfaite aussi cette autre malade chez laquelle la cystopexie a été ajoutée comme étroit complément à une hystéropexie et une périnéorrhaphie.

Deuxième procédé de M. le professeur Laroyenne : la cysto-hystéropexie[1]. — Au Congrès d'Amsterdam 1899, M. le professeur Laroyenne décrivait un nouveau traitement opératoire de la cystocèle vaginale par un procédé spécial de cysto-hystéropexie.

Nous reproduisons ici le compte rendu qui on a été donné par la *Presse médicale* du 26 août 1899.

Les divers traitements de la cystocèle, tels que la colpocystorrhaphie de Byford, les procédés connus de cystopexie et l'hystéropexie, abdominale qui contribue puissamment à réduire la vessie sans pouvoir la maintenir dans sa position normale, tous ces procédés sont inefficaces ou insuffisants ; je crois en avoir trouvé un qui présente des garanties qu'aucun d'eux n'avait offertes jusqu'ici : c'est une cysto-hystéropexie abdominale suivant un procédé spécial.

---

[1] Laroyenne : traitement opératoire de la cystocèle vaginale par un procédé spécial de cysto-hystéropexie (*Presse médicale* 26 Août 1899).

Ce procédé ne diffère de celui que nous avons décrit plus haut que par un nouveau temps opératoire ; nous nous contenterons donc de le décrire : il consiste à suturer la vessie à l'utérus, la paroi postéro-supérieure de la vessie à la face antérieure de l'utérus.

On emploie les mêmes broches que pour l'hystéro-pexie.

Sur l'index introduit préalablement dans l'urètre dilaté, les deux broches successives seront conduites interstitiellement à travers la paroi postéro-supérieure de la vessie et de la face antérieure de l'utérus sans comprendre la paroi abdominale. La vessie, par sa face postéro-supérieure, est dès lors soudée à l'utérus, le cul-de-sac vésico-utérin en partie effacé a presque disparu.

« Il est en effet indispensable que cette paroi vésicale postéro-supérieure soit efficacement suspendue à un organe solidement attaché aux parois abdominales, car c'est elle dont le prolapsus proémine à la vulve dans la cystocèle. »

Cette suspension constitue un temps nouveau dans l'art opératoire de la cystopexie, qui jusqu'ici a été complètement négligé.

Un fil de catgut est placé dans le chas des broches, celles-ci sont retirées et les fils noués et coupés...

L'opération que nous proposons devrait être conservée, voudrait-on d'ailleurs renoncer à la dilatation de l'urètre et à l'introduction du doigt dans la vessie pour des raisons que je n'entrevois pas ; car l'incontinence d'urine ne persiste pas quarante-huit heures, et souvent deux injections de nitrate d'argent suffisent pour faire disparaître les symptômes de cystite. A la suite de cette double fixation utérine et pariétale, la vessie n'apparait plus à la vulve, les mictions ne sont plus douloureuses, et la malade éprouve un bien-être auquel elle n'était plus habituée depuis son prolapsus vésical.

La vessie n'est-elle pas fixée, en haut et en arrière à l'utérus, en haut et en avant à l'aponévrose abdominale ?

Procédé de Lowson[1]. — Nous rapprocherons de cette opération un nouveau procédé opératoire de la cystocèle imaginé par ce chirurgien.

Lowson s'étant aperçu qu'après l'hystéropexie, plusieurs malades continuaient à se plaindre des mêmes troubles dus à la réapparition de la cystocèle, eut recours à un procédé permettant de fixer en haut non pas seulement l'utérus, mais la vessie elle-même, en se basant sur les connexions anatomiques de ces deux organes.

Il distingue trois cas : prolapsus de la vessie seule sans prolapsus utérin, prolapsus des deux organes à la fois, les deux rapports de l'utérus et de la vessie restant normaux, prolapsus des deux organes avec altération et distension des connexions utéro-vésicales. Ce dernier cas se produit quand un des deux organes a effectué sa chute avant l'autre.

Dans ses recherches pour trouver des moyens de soutien nouveaux à la vessie, l'auteur s'adressa d'abord aux vestiges de l'ouraque, que des fibres lisses main-

---

[1] Lowson, *Gynécologie* 1898.

tiennent en connexion avec la partie supérieure de l'organe; mais ce moyen de soutien lui parut trop faible et il dut y renoncer.

Par contre, les brides hypogastriques, beaucoup plus résistantes, solidement fixées à la vessie, lui parurent réaliser les conditions qu'il cherchait ; ces brides, au nombre de deux, venant converger à l'ombilic, représentent les vaisseaux fœtaux, et n'ont pas une disposition absolument constante : les anastomoses entre ces vaisseaux (avec diminution de calibre du vaisseau principal qui les a fournies) sont fréquentes. La disposition la plus habituelle est celle dans laquelle on trouve les deux brides remontant des parties latérales et supérieures de la vessie, en s'inclinant vers la direction de l'ouraque qu'elles ne rejoignent qu'à l'ombilic. Dans quelques cas, la bride du côté gauche s'infléchit brusquement pour croiser l'ouraque et venir rejoindre la bride de l'autre côté; d'autres fois encore, une des brides peut manquer complètement, le plus souvent à gauche. Ce que l'on observe encore c'est la coalescence de ces deux brides et de l'ouraque à 4 ou 5 centimètres du pubis sur la ligne médiane, ces trois tractus rejoignant leur joint d'union à l'état d'expansion aliforme. Les cas où l'on rencontre des anastomoses tranversales entre les deux brides ou un dédoublement de l'une d'elles remontant parallèlement avec sa branche d'origine sont beaucoup plus rares.

L'auteur, se basant sur ces observations anatomiques, a mis à exécution, dans 9 cas de cystocèle grave, un procédé nouveau consistant à employer les brides hypogastriques comme moyen de soutien de la vessie.

Chez une première malade, il pratiqua une incision abdominale médiane de 6 centimètres allant jusqu'au fascia sous-péritonéal ; les bords de la plaie étant énergiquement écartés à l'aide de solides rétracteurs, les brides hypogastriques furent recherchées, puis libérées au milieu de la graisse doublant le péritoine : ces deux brides furent rencontrées à 5 centimètres environ de la symphyse pubienne. En exerçant une traction sur ces brides on put constater que la vessie était entraînée avec elles. Une suture fut passée à travers la gaine du muscle droit et le muscle lui-même, transfixant les deux brides en même temps et cheminant à travers la gaine et le muscle droit du coté opposé comme dans l'autre. D'autres sutures solides furent placées de la même façon, fixant les tissus des deux brides sur une certaine étendue dans le tissu même des muscles droits. La plaie cutanée fut refermée comme d'habitude.

Dans les premiers temps qui suivirent l'opération, l'auteur fut un peu désappointé de constater que la vessie ne semblait pas avoir subi de ce chef une élévation très importante : il considérait déjà l'opération comme manquée, lorsque, en examinant le vagin, douze mois plus tard, il eut la surprise de voir la saillie de la cystocèle complètement effacée et la vessie remise en place. De fait, la malade fut complètement guérie et, revue plus tard, se montra définitivement débarrassée de son infirmité.

Le cas suivant ne fut pas tout à fait aussi heureux : une légère rechute de la cystocèle reparut quelque temps après. Puis vinrent 5 cas excellents avec résullat aussi parfait que dans le premier. Le huitième fut un échec; en recherchant les deux brides sur une femme de complexion assez forte, la bride du côté gauche fut trouvée atrophiée et celle du côté droit dépourvue de toute résistance. Chez la 9me malade on ne put parvenir à découvrir ni l'une ni l'autre bride, bien que le sujet fût assez maigre : L'ouraque était très visible mais il fut impossible à l'auteur de l'utiliser. La conclusion de Lowson est que, malgré l'intérêt et la nouveauté de ces recherches, il est difficile d'ériger en méthode générale un procédé reposant sur des dispositions anatomiques aussi inconstantes.

L'auteur se décida à faire une boutonnière péritonéale pour fixer définitivement la vessie. A cet effet, une fois l'incision cutanée tracée comme plus haut jusqu'à la séreuse, celle-ci fut ouverte par une incision transversale de 3 centimètres environ, placée à égale distance de l'ombilic et de la symphyse. De chacune des extrémités de cette incision une nouvelle incision longitudinale fut pratiquée sur le péritoine au moyen des ciseaux, l'incision s'étendant en bas jusqu'aux côtés de la vessie. Le lambeau ainsi circonscrit renfermait les brides hypogastriques et l'ouraque, entraînant avec lui, par conséquent, la partie supérieure et postérieure de la vessie. En tirant sur ce lambeau, la vessie était donc amenée en haut et maintenue dans cette position au moyen de sutures passant à travers le lambeau, les muscles droits et l'aponévrose.

Ce procédé est plus pratique que le précédent, en ce sens qu'il demeure indépendant des variations anatomiques des brides hypogastriques : d'autre part, lorsque celles-ci sont peu développées, elles ne font que donner plus de solidité au lambeau.

Enfin un dernier perfectionnement consiste pour l'auteur à libérer la vessie en avant et sur les côtés en passant le doigt sous la symphyse, ce temps de l'opération permettant à l'organe de s'élever beaucoup plus haut sous la traction du lambeau.

Voici les résultats des opérations de Lowson.

Avant-dernier procédé : 14 cas, 11 résultats et 2 rechutes.

Dernier procédé : 25 cas, 19 résultats parfaits, 3 malades perdues de vue, 3 autres continuent à se plaindre, mais, sur ces 3, 2 au moins sont des hystériques.

Lowson n'a d'ailleurs perdu aucune de ses opérées.

OBSERVATIONS

OBSERVATION I

Vve B..., cinquante-huit ans, lingère, entre le 1er février 1898 à la Charité. Deux accouchements difficiles au forceps. Périnée déchiré. Un enfant mort. Il y a cinq ans, kyste de la glande de Bartholin opéré chez elle. Rhumatisme. Réglée à treize ans, régulièrement, ménopause à cinquante ans. Depuis quatre ans, se plaint d'un prolapsus utérin. Elle a traité ce prolapsus par des tampons de coton qui, jusqu'à il y a trois mois, ont maintenu l'organe en place, maintenant ils tombent; elle a employé les pessaires, mais il ne tiennent pas et lui occasionnent de violentes douleurs, ce qui la décide à entrer à l'hôpital. Mictions abondantes.

Cystocèle très marquée. Pas ou très peu de rectocèle. Prolapsus de l'utérus augmentant avec la toux. Pas de périnée.

Intervention : 4 février 1898. Hystéropexie, vésicopexie.

Il reste un peu de cystocèle.

6 février. — Pneumonie de la base droite.

9 février. — Mort.

Autopsie : Vessie, utérus et péritoine normaux; les fils ont bien tenu.

Lésions de pneumonie.

OBSERVATION II

Marie M..., soixante et un ans, religieuse, entre le 30 janvier 1898, salle Sainte-Thérèse pour une cystocèle dont elle souffre depuis le mois de mars 1897. Une bronchite violente et un travail pénible ont hâté l'apparition de ces accidents. L'application d'un pessaire n'amena aucun résultat.

La malade se présente souffrant beaucoup de la vessie, qui rejette un peu de pus à la fin de la miction : les besoins d'uriner sont très fréquents, se succédant souvent pendant la nuit à une demi-heure d'intervalle; parfois même, et en dehors des efforts de toux, la malade perd ses urines.

Cette situation intolérable a retenti sur l'état général, s'accompagnant de pertes de forces et de troubles digestifs. La cystocèle est très prononcée, et la vessie, dans les efforts, fait hernie à travers l'orifice vulvaire. Il n'y a pas de rectocèle, ni de prolapsus utérin.

La malade est opérée le 7 février par M. le professeur Laroyenne, et, suivant son procédé, deux fils sont placés pour maintenir la vessie. Réunion immédiate de la plaie. Pansement avec la gaze iodoformée. La malade est cathétérisée pendant un jour et demi, puis elle urine seule. Les mictions sont au début assez fréquentes (une miction toutes les heures), et l'urètre laisse suinter un peu d'urine. Ses mictions deviennent ensuite de plus en plus espacées, grâce à des lavages au nitrate d'argent au 1/1000.

Le 8 mars, c'est-à-dire un mois après l'opération, les désordres urinaires ont disparu : la malade n'urine que cinq ou six fois par vingt-quatre heures, elle perd encore un peu ses urines dans les efforts violents.

Les troubles digestifs ont cessé, les forces sont revenues.

17 mars. — La malade guérie et ne perdant plus ses urines quitte le service.

La cystocèle est réduite, mais la vessie fait, pendant les efforts, une légère saillie qui disparaît avec eux.

OBSERVATION III.

T. Antoinette, cinquante-neuf ans, concierge à Lyon, entre salle Sainte-Thérèse, n° 15, le 27 février 1898. Elle a eu deux grossesses et les accidents qu'elle présente remontent à son dernier accouchement (1873), qui fut suivi de métrite hémorragique. Elle commença alors à souffrir d'un prolapsus utérin qu'il était difficile de maintenir réduit, la malade ayant une déchirure périnéale étendue. Le prolapsus s'accentuant, depuis trois ans il est complet et s'accompagne de cystocèle. Il y a deux mois apparurent des douleurs et des troubles de la miction qui furent suivis de cystite. Les mictions sont devenues très fréquentes, impérieuses, et parfois la malade perd ses urines.

28 février 1898. — M. le professeur Laroyenne pratique l'hystéropexie, la cystopexie et la périnéorrhaphie. La vessie est fixée par trois fils. Les suites de l'opération furent des plus simples. Pendant les deux premiers jours, il fut nécessaire de sonder la malade toutes les deux heures, après quoi elle urina seule. Des lavages au nitrate d'argent firent disparaître rapidement cette fréquence de la miction.

Malgré la dilatation de l'urètre pratiquée au cours de l'opération, la malade n'a jamais perdu ses urines dans le décubitus dorsal. Lorsqu'elle se levait, elle eut, pendant les premiers jours qui suivirent son opération, un peu d'incontinence.

La malade quitte le service le 21 mars 1898, ne perdant plus ses urines, urinant trois ou quatre fois pendant le jour et une fois la nuit.

La cystocèle est réduite et ne réapparaît même pas pendant les efforts. La fixation de l'utérus contribue d'ailleurs au maintien de la vessie.

Revue le 14 mars 1899, on ne voit plus la vessie à la vulve, la malade se trouve très bien.

OBSERVATION IV

R..... Marie, ménagère, quarante ans, habite Lyon. Sept accouchements à terme et normaux. Quatre enfants vivants. Trois enfants morts en bas âge d'affection inconnue. Bonne santé antérieure.

Réglée à quatorze ans, régulièrement. Leucorrhée tachant le linge en jaune.

La maladie actuelle (prolapsus utérin) remonte à sept ans. On lui mit à ce moment un pessaire qui maintenait l'utérus, mais ce pessaire faisait souffrir la malade, ce qui l'a décidée à entrer à l'hôpital. Elle se plaint de douleurs lombaires. Un peu de constipation. Pas de troubles de la miction. Prolapsus utérin. Léger degré de cystocèle. Pas de périnée.

Intervention le 25 avril 1898. Cystopexie, hystéropexie, périnéorraphie.

Sortie le 10 mai 1898. La suture profonde du périnée a bien tenu. La malade n'a pas perdu son urine après l'opération. Elle urine quatre fois par jour.

10 juin 1898. — La malade urine une fois par nuit. La paroi vésicale bombe un peu, mais pas de cystocèle à proprement parler.

2 juillet 1898. — La cystopexie n'a pas tenu. Un peu de cystocèle : on met un pessaire en berceau.

OBSERVATION V

R... . Honorine, cinquante-trois ans, ménagère, demeurant dans le Jura : quatre accouchements à terme, le premier au forceps. Une fausse couche à six semaines. Quatre enfants vivants et bien portants. Bonne santé antérieure. Réglée à treize ans, régulièrement. Pas de leucorrhée. La maladie actuelle remonte à cinq ans. A cette époque prolapsus utérin. Pas d'anneaux, mais port d'une ceinture.

Il y a deux ans et demi, ménorragie très abondante, depuis, série de ménorragies et de métrorragies.

Elle souffre surtout à l'occasion de la marche et à la suite d'efforts. Douleur à droite et dans les lombes. Légère pollakiurie. Constipation. Prolapsus utérin, cystocèle, rectocèle, pas de périnée. L'utérus et la vessie font saillie au dehors pendant la toux.

— 46 —

Opération le 2 mai 1898. Cystopexie, hystéropexie et périnéorraphie.

6 mars 1898. — Périnée œdématié. θ = 38 degrés. Incision
et mèche. Rien n'est sorti. Fistule recto-vaginale pendant l'opération de la périnéorraphie, ouverture du rectum, petit surjet
qui n'a pas tenu.

27 mai 1898. — Le périnée tient bien quoique la suture superficielle ait sauté. La fistule recto-vaginale ne laisse passer que
des vents.

10 juin 1898. — Résultat excellent. La malade ne se lève
qu'une fois la nuit. Utérus et vessie très bien fixés, même quand
on fait asseoir et tousser la malade,

OBSERVATION VI

Cysto-hystéropexie.

L..... Marguerite, soixante-six ans, couturière, habite Lyon.
Entre le 12 mai 1899 à la Charité. Six enfants. A la suite de sa
première couche la malade dut porter un pessaire ; les couches
suivantes furent pénibles. Deux enfants morts en naissant. Trois
érysipèles. Réglée à douze ans, toujours régulièrement. Ménopause à cinquante ans. Leucorrhée. Douleurs fréquentes dans
la région lombaire. Constipation. Mictions fréquentes, surtout
la nuit. Cystocèle.

Intervention le 15 mai 1899. — Hystéropexie. Suture de la
face postérieure de la vessie à la face antérieure de l'utérus.
Périnéorraphie. Sortie le 13 juin 1899.

Revue six mois après, la malade était complètement guérie.
Ayant voulu la revoir encore, nous avons appris qu'elle était
morte au mois de janvier 1900, à la suite d'une pleurésie.

N.-B. — Nous aurions voulu relater ici l'observation d'une
malade opérée par M. le professeur Laroyenne par son dernier
procédé de cysto-hystéropexie, cette malade a quitté le service
allant très bien ; elle n'est plus revenue à la Clinique.

APPRÉCIATION DES PROCÉDÉS OPÉRATOIRES

Nous allons maintenant essayer de donner une courte appréciation des procédés opératoires que nous avons décrits.

Traitement médical. — Les lavages antiseptiques de la vessie, les cathétérismes fréquents, la sonde à demeure peuvent donner des résultats excellents contre la cystite et les complications qui en dépendent, mais ces moyens sont impuissants contre la cystocèle elle-même.

Les pessaires que l'on a employés et vantés, pour guérir la hernie vaginale de la vessie, ont à leur actif quelques sucès trop souvent passagers. Nombreux sont leurs inconvénients. Ils jouent le rôle de corps étrangers amenant l'irritation de la muqueuse vaginale et une leucorrhée abondante, ils exigent des soins de propreté incompatibles souvent avec les habitudes de certaines malades peu soucieuses des règles de l'hygiène. Un pessaire ne doit pas rester plus de huit mois en place : il en est qui restent oubliés des années dans le vagin ; les malades ne semblent se rappeler leur introduction que le jour où elles en souffrent, c'est-à-dire au moment où le pessaire a produit des ulcérations et même des fistules vaginales comme on en observe chaque année de trop fréquents exemples.

Nous avons eu en vue ici les pessaires leviers, mais ce sont surtout les pessaires à tige et les pessaires à ailettes qui sont passibles de ce reproche, car ils exercent une trop grande pression sur les parois vaginales.

Il est bien évident que si la vulve est trop large et le périnée détruit, les pessaires ne seront ici d'aucune utilité puisqu'ils ne pourront tenir en place.

Episiorrhaphie et épisiopérinéorrhaphie. — Ce sont des procédés à rejeter complètement. Ils ne s'adressent pas du tout à l'affection et laissent même par la suite la cystocèle se frayer un passage au dehors par distension des grandes lèvres qui n'ont pas assez de force pour résister à la pression venue d'en haut. Ils sont incommodes et mal acceptés des malades encore jeunes, chez lesquelles tout rapprochement sexuel est devenu impossible ; de plus, il ne sont pas sans danger ; la vessie peut venir s'étrangler dans l'un des deux pertuis laissés à la partie supérieure et inférieure de la vulve.

Périnéorrhaphie et colpopérinéorrhaphie. — Ces deux opérations ont l'avantage de s'adresser à une des cause fréquentes de cystocèle. On devra y avoir recours chaque fois que la vulve est trop large et que le périnée est absent. La périnéorrhaphie ne sera que le complément d'une autre opération.

Opérations pratiquées sur la paroi antérieure du vagin. — Ici on a au moins le mérite de s'adresser à l'affection elle-même, mais il faut proscrire les caustiques qui dépassent souvent le but proposé, la striction mécanique et l'écrasement pour les mêmes raisons, car on agit en aveugle, on risque de comprendre dans les tissus que l'on veut enlever une partie de la vessie, ce qui donne lieu à des fistules et à de graves complications.

La colporrhaphie antérieure est préférable, on voit mieux ce que l'on fait, surtout si l'on a la précaution de mettre un doigt dans la vessie, mais souvent cette opération laisse la cystocèle se reproduire par distension de la paroi vaginale et, rès souple et très lâche.

Colpocystorrhaphie. — Le procédé de Byford n'est pas d'une exécution facile, de plus il est dangereux, car on ne voit pas assez ce que l'on fait.

Opérations sur la paroi antérieure du vagin, l'utérus et la vessie. — Mackenrodt, Villa et Aubeau ont ce grand avantage de choisir pour opérer la voie vaginale qui est sans danger. De plus, leurs procédés sont excellents, car ils s'adressent à l'affection elle-même (hernie vaginale) et en empêchent le retour en fournissant à la vessie un point fixe qui est la face antérieure de l'utérus; mais quand il y a prolapsus utérin, ils ne sauraient être employés sans hystéropexie préalable.

Le procédé de Gersung ne nous paraît pas bien pratique.

Quant au procédé de Delbet, il ne s'applique qu'à des cas restreints, ceux où l'hystérectomie est nécessaire.

— 50 —

La cystopexie. — Nous empruntons à M. Thévenot ses conclusions sur la cystopexie, conclusions qu'il a publiées dans la *Semaine gynécologique* du 14 juin 1898.

Le petit nombre d'observations ne permet pas de se faire une opinion exacte de la valeur de ces différentes méthodes. La voie extra-péritonéale paraît inférieure à la voie péritonéale. Il est en effet très difficile d'obtenir dans le tissu cellulaire rétro-pubien des adhérences cicatricielles aussi solides que les adhérences péritonéales.

D'autre part, on n'agit que sur la face antérieure de la vessie. On doit avoir de la peine, s'il n'y a pas en même temps fixation de l'utérus, à maintenir réduite la cystocèle, qui réclame surtout une traction sur la face postérieure de la vessie.

La voie intra-péritonéale permet d'élever davantage la vessie et surtout de placer les fils sur une plus grande étendue. Cette manœuvre est beaucoup favorisée par l'introduction d'un corps étranger dans la vessie. Le doigt intra-vésical vient butter contre la face postérieure de cet organe, et lorsqu'on le fléchit pour l'amener dans les lèvres de l'incision abdominale, on applique contre le péritoine pariétal, non seulement le sommet de la vessie, mais toute la partie de la face postérieure située au-dessus du point que le doigt est venu heurter. Il en résulte, comme nous avons pu nous en rendre compte, soit à l'amphithéâtre, soit dans les opérations auxquelles nous avons assisté (Thévenot), que dans une vessie ainsi fixée le point culminant répond, non pas au sommet de la vessie, mais à un point situé plus ou moins loin sur sa face postérieure.

Cette méthode a sans doute un inconvénient, c'est de nécessiter la dilatation de l'urètre. L'urètre revient vite sur lui-même, à ce point que le deuxième jour les malades souvent ne perdent plus leurs urines; et ce qu'il y a lieu de redouter, ce n'est pas l'incontinence d'urine mais l'infection possible de la vessie.

Ces inconvénients sont compensés par des avantages sérieux.

Nous avons vu que la vessie se trouvait portée en bonne position au moment du passage des fils. Il est vrai que rien n'est plus facile que de saisir la vessie dans la cavité péritonéale soit avec des pinces, soit mieux avec les doigts et de venir l'étaler derrière l'incision de la paroi abdominale. D'autre part, le doigt dans la vessie permet de faire un toucher bi-manuel (un doigt intra-vésical, un doigt intra-péritonéal) et d'apprécier ainsi l'épaisseur des parois vésicales, ce qui est un renseignement des plus précieux.

Enfin, grâce à lui, nous suivons la marche de l'aiguille dans l'intérieur des parois vésicales et nous ne craignons pas de voir la pointe s'égarer dans la cavité vésicale. Ces renseignements ne peuvent être fournis que par le doigt et cela ne nous permet pas de le remplacer par une tige rigide quelconque, un gros hystéromètre, par exemple, pénétrant dans la vessie sans nécessiter la dilatation de l'urètre. De plus, le doigt donne des renseignements sur les rapports anormaux qui existent entre l'utérus et la vessie (Condamin).

Enfin, l'emploi des aiguilles broches, qui sont d'un emploi plus facile, est aussi à considérer.

Les observations sont encore trop peu nombreuses

et trop récentes pour que l'on puisse juger de la question d'une façon presque définitive. Les résultats immédiats ont été excellents. Tuffier déclare cette opération logique, inoffensive et efficace. Les quelques cas que nous avons pu observer dans la clinique de M. Laroyenne confirment cette opinion (Thévenot).

Malgré la dilatation de l'urètre, les malades ne perdent guère leurs urines plus de vingt-quatre heures et il faut ensuite les cathétériser. Elles ont eu pendant quelques jours des besoins fréquents d'uriner, dus à l'irritation causée par le doigt dans l'intérieur de la vessie et qui ont rapidement disparu à l'aide de lavages au nitrate d'argent. La miction redevient alors normale. Il faut encore quelques années pour savoir ce que deviendront les opérées : mais le succès des tentatives doit encourager les chirurgiens dans la cystopexie.

En tout cas, dans l'examen de ces résultats, il y a lieu de distinguer deux cas : ceux où la cystopexie a été pratiquée seule et ceux où elle accompagne l'hystéropexie. Cette dernière opération contribue puissamment à fixer la paroi postérieure de la vessie, et suffit souvent à réduire la cystocèle sans que la cystopexie soit nécessaire. On doit donc s'attendre à obtenir bien plus facilement une réduction parfaite du prolapsus vésical, si les deux opérations sont pratiquées simultanément.

On ne peut absolument pas se prononcer sur le dernier procédé employé par M. le professeur Laroyenne : tout porte à croire que cette fixation de la partie postérieure de la vessie à la paroi antérieure de l'utérus doit contribuer puissamment à la réduction de la cystocèle.

Quant au procédé de Lowson, bien qu'il ait donné des succès à son auteur, nous ne croyons pas que ces succès soient durables, car le péritoine se laissera fatalement distendre à la longue et, avec sa distension, réapparaîtra la cystocèle vaginale.

CONCLUSIONS

La cure radicale de la cystocèle nécessite des opérations complexes en rapport avec la cause présumée de cette affection.

Contre l'absence de périnée et l'atonie périnéale : la périnéorrhaphie.

Contre le prolapsus utérin : l'hystéropexie.

Contre le prolapsus de la paroi antérieure du vagin : la cystopexie ou mieux encore la cysto-hystéropexie de M. le professeur Laroyenne, sans oublier la colporrhaphie antérieure ainsi que les procédés de Mackenrodt, de Villa et de Aubeau, qui ont donné à leurs auteurs de si bons résultats.

C'est ici le moment de rappeler le mot de Schwartz : « il faut paraître toujours trop faire pour arriver à faire assez. »

TABLE

Lyon. — Imp. A. Rey, 4, rue Gentil. — 23155

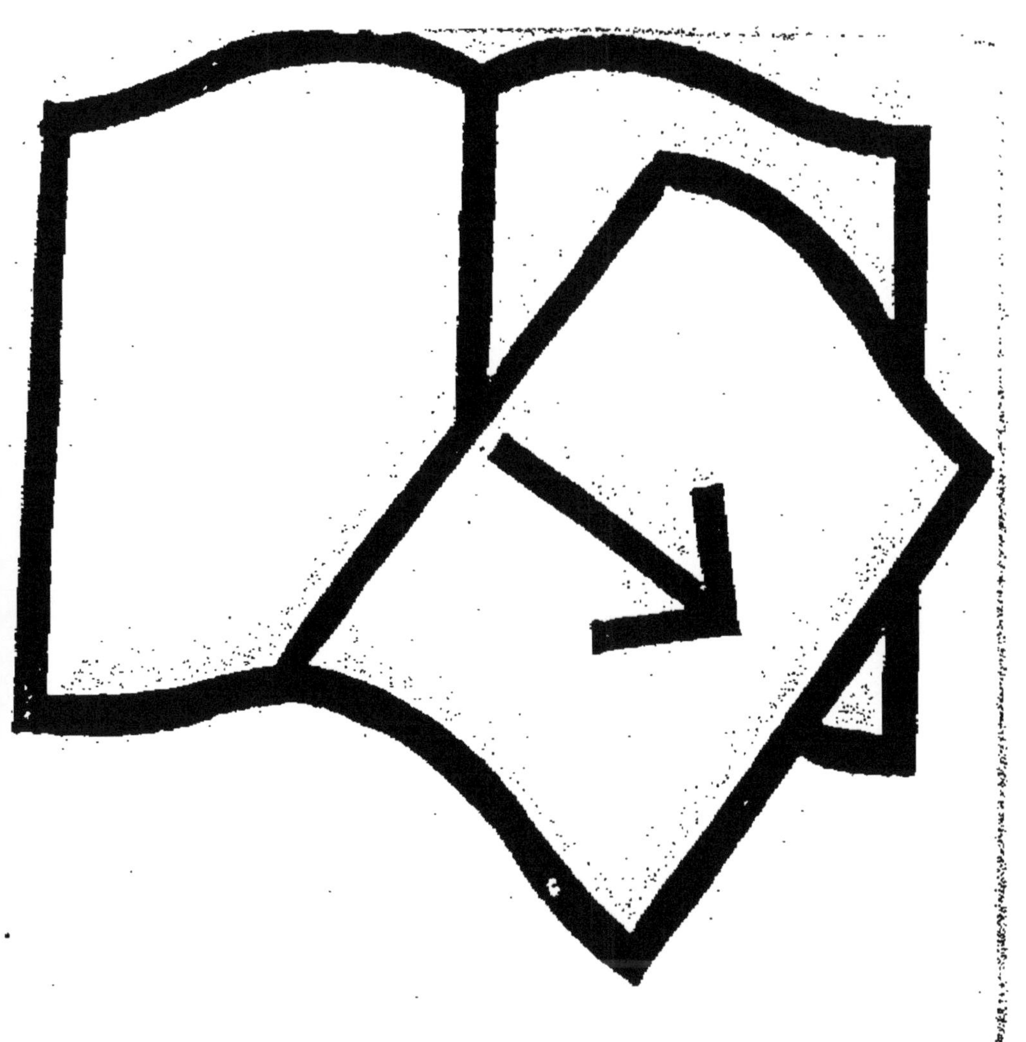

Documents manquants (pages, cahiers...)
NF Z 43-120-13